RECHERCHES

SUR LA NATURE ET LA CAUSE

DU

CHOLÉRA-MORBUS,

PAR P. LEDESCHAULT,

DOCTEUR EN MÉDECINE.

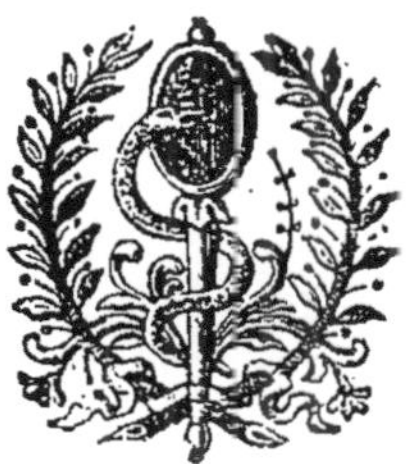

PARIS,

CHEZ L'ÉDITEUR, RUE SAINT-MARTIN, N° 51 ;

ET LES PRINCIPAUX LIBRAIRES.

—

1832.

RECHERCHES

SUR LA NATURE ET LA CAUSE

DU

CHOLÉRA-MORBUS,

PAR P. LEDESCHAULT,

DOCTEUR EN MÉDECINE.

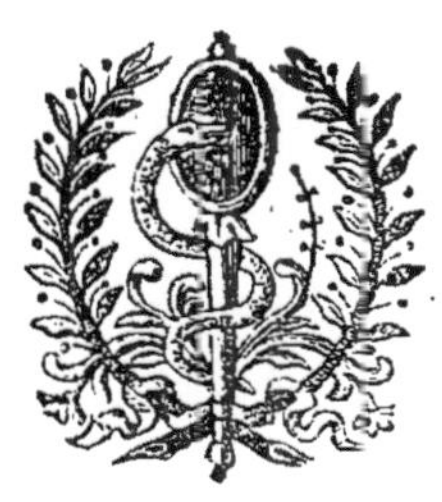

PARIS,

CHEZ L'ÉDITEUR, RUE SAINT-MARTIN, N° 51;

ET LES PRINCIPAUX LIBRAIRES.

—

1832.

AVANT-PROPOS.

La science qui a pour objet les causes des maladies, l'Etiologie, n'a pas acquis le même développement que les autres branches de la médecine; et l'on ne doit pas s'en étonner; car, de tout temps, procédant du connu à l'inconnu, l'homme s'occupa d'abord des choses qui tombaient immédiatement sous l'action de ses sens; puis il se créa des instrumens pour arriver à la connaissance des choses plus cachées; et toujours le résultat obtenu fut subordonné à la perfection de l'instrument employé. L'histoire de la science médicale offre un exemple frappant de cette vérité. Les maladies des solides furent d'abord les mieux connues, parce qu'il était plus facile d'en saisir les caractères. Celles des liquides furent ensuite exclusivement étudiées; mais on n'arriva qu'à de vaines théories : l'instrument avait manqué, la chimie n'existait pas encore. Enfin, comme si l'esprit humain était destiné à une perpétuelle oscillation, on revint de l'humorisme au solidisme.

Maintenant, si l'on considère que la matière organisée subit une transformation continuelle, que tous les solides ont été des liquides, et qu'ils doivent revenir à ce dernier état physique des corps, on concevra difficilement qu'une maladie puisse exister dans les uns sans affecter les autres. C'est, d'ailleurs, une grande et belle question, qui mérite d'être traitée sous un point de vue général. J'applique seulement ici ces réflexions à une spécialité qui, dans ce moment, est pour nous d'un haut intérêt : je veux parler du Choléra-Morbus.

RECHERCHES

SUR LA NATURE ET LA CAUSE

DU CHOLÉRA-MORBUS.

Si l'affreuse épidémie qui ravage encore la France a fait bien des victimes, elle a mis au jour bien des vertus. Partout on voit une noble émulation pour le soulagement des cholériques, partout on trouve un concours de sentimens élevés et d'actions généreuses : mais, dans cette grande circonstance, les médecins surtout s'acquittent dignement de leur mission ; et quand on voit leur conduite et leur zèle, on est vraiment fier d'appartenir à cette classe d'honorables citoyens. Après avoir prodigué leurs soins à de nombreux malades, ils ont encore voulu servir la science en recueillant de précieuses observations, en rassemblant tous les documens capables d'apporter quelques lumières sur une question des plus obscures. C'est un devoir qu'ils se sont imposé : aucun de nous ne peut s'y soustraire ; et pour remplir ma tâche, je soumets à mes confrères quelques réflexions sur la cause présumée de la maladie, sur les accidens qui l'accompagnent, sur le traitement que j'ai cru devoir appliquer ; et je rapporte enfin, dans un quatrième paragraphe, les expériences et les observations qui viennent à l'appui (1).

I. *Etiologie.*

Tous les corps organisés sont composés de solides et de liquides ; et ces derniers, tout aussi bien que les premiers, peuvent être le siége des maladies qui affectent les corps vivans.

Les maladies des solides se décèlent par une altération dans la forme, la structure, la consistance ou la couleur des tissus.

Les liquides, n'ayant aucune forme déterminée, n'éprouvent que des modifications chimiques.

Grâces à l'anatomie pathologique, les altérations des solides sont maintenant bien connues. Il n'en est pas de même de celles des liquides, qui ne laissent aucune trace après la mort; et l'on ne s'est pas servi de la chimie pour découvrir la source de certaines maladies que l'anatomie pathologique est impuissante à faire connaître, et dans lesquelles, prenant l'effet pour la cause, on a souvent appliqué le fameux *post hoc, ergò propter hoc.*

Il serait bien possible qu'il en fût ainsi du Choléra ;

---

(1) Dès le commencement de l'épidémie, le 29 mars dernier, j'eus l'honneur d'adresser à l'Académie de médecine une lettre dans laquelle j'exposais sommairement mes idées sur la nature du Choléra, m'engageant à faire connaître le résultat de mes recherches, si l'expérience et l'observation venaient donner de la consistance à mon opinion.

et ce qui tend à le faire croire, c'est là divergence extrême des opinions émises relativement à sa nature et à
son siége.

Si, dans le Choléra, les solides étaient primitivement
affectés, on trouverait, après la mort, des lésions d'autant plus profondes, d'autant plus étendues, que la maladie aurait été plus intense, que sa marche aurait été
plus rapide; loin de là, les altérations pathologiques
sont en raison inverse de sa gravité première, en raison
directe de sa durée. Il faut donc considérer comme des
effets de la maladie, des lésions qui ne surviennent
que quelque temps avant la mort; car attribuer les accidens morbides à ces mêmes lésions, ce serait admettre
que l'effet a précédé la cause.

Tout porte à croire que les liquides sont ici le siége
primitif du mal; il semble que le sang contienne un
principe délétère qui naît spontanément, envahit le système nerveux, et entrave les mouvemens de la circulation.

Parmi les poisons tirés du règne organique, il en est
qui remplissent toutes ces conditions; tels sont les composés qui ont le cyanogène pour radical, et dont l'acide
hydrocyanique se trouve, pour ainsi dire, le chef-de-file.
Mais il faut, avant tout, prouver qu'ils peuvent se former
de toutes pièces au sein de l'économie animale.

Que faut-il pour produire du cyanogène? Une substance dans laquelle prédominent l'azote et le carbone,
et la présence d'un alcali. En vertu de l'affinité quies-
cente et sous l'influence de cet alcali, l'azote et le carbone s'unissent dans les proportions nécessaires (2 vo-
lumes de carbone en vapeur et un volume d'azote); il en

résulte un cyanure, et même un hydrocyanate, quand le cyanure est dissous. Toutes les matières animales sont précisément dans ce cas (1) : l'azote et le carbone y sont prépondérans, et l'ammoniaque s'y rencontre fréquemment : voilà donc tous les élémens de cette combinaison chimique.

Mais il y a bien plus ; M. Vöhler a démontré que l'urée, ce produit normal de l'économie, était représenté dans sa composition par de l'acide cyaneux, de l'ammoniaque et de l'eau ; il a pu faire artificiellement de l'urée avec du cyanogène et de l'eau. On peut donc affirmer que le poison se trouve constamment au sein des animaux, et que s'il ne manifeste pas sa présence par des accidens redoutables, c'est qu'il s'y trouve à l'état latent ; c'est que ses élémens sont disposés de manière à former de l'urée, tandis que les mêmes élémens, dans les mêmes proportions, mais associés différemment, produiraient du cyanite d'ammoniaque hydraté, composé isomérique de l'urée, comme on peut le voir par les deux formules suivantes, dont la première offre le total des quantités exprimées dans la seconde.

---

(1) Je rappelle ici la composition générale des corps organisés, pour ceux de mes lecteurs qui l'auraient oubliée. Toutes les substances végétales sont composées d'hydrogène, de carbone et d'oxigène, dans des proportions différentes ; quelques-unes contiennent en outre de l'azote : tel est le gluten. Toutes les matières d'origine animale sont formées de ces quatre mêmes élémens ; l'azote ne manque que dans le plus petit nombre d'entr'elles : je citerai la graisse. Dès-lors, on comprend comment l'acide hydrocyanique, formé d'hydrogène, de carbone et d'azote, peut être également obtenu du sang de bœuf ou des amandes amères.

$Az^4 C^4 H^3 O^2$ . . . . = Urée.

$Az^2 C^4 O + Az^2 H^6 + H^2 O =$ Cyanite d'ammoniaque hydraté.

Il est donc probable que, dans le Choléra, c'est le poison qui se forme (1) et non pas le produit normal; et ce qui augmente cette probabilité, c'est que la sécrétion urinaire est suspendue (2), non-seulement d'une manière secondaire par le manque de la circulation, mais encore primitivement, comme cela se voit souvent dans la simple cholérine. On conçoit, en effet, que les reins n'aient aucune action sur une association d'élémens qui ne présente pas à ces organes leur stimulus ordinaire : dès-lors, les matériaux de l'urée, engagés dans des combinaisons nuisibles, séjournent dans le sang et produisent des accidens funestes, à moins que ces principes délétères ne soient promptement expulsés, ou neutralisés et détruits par de nouvelles combinaisons. Il est d'ailleurs présumable que le poison varie, suivant les sujets, dans sa quantité et dans son degré de concentration; ce qui explique l'intensité plus ou moins grande de la maladie; il

---

(1) De tout temps, et en tout lieu, les épidémies meurtrières furent attribuées au poison par un instinct populaire; mais, malheureusement, ne pouvant concevoir l'existence d'un empoisonnement spontané, que la chimie seule peut expliquer, on en rapporta la cause à la malveillance des hommes.

(2) L'urée est la partie essentielle et constituante de l'urine. Si, dans les mammifères, elle est étendue d'une grande quantité d'eau, c'est pour qu'elle soit plus facilement entraînée à travers les routes longues et étroites qu'elle doit parcourir; c'est pour prévenir l'effet de son âcreté sur les voies urinaires. Il n'est donc pas étonnant que l'urine, prise en masse, soit supprimée, quand l'urée vient à manquer.

se pourrait même qu'il fût atténué au point de n'occasionner que des indispositions légères, comme celles qui frappent la masse de la population en temps de Choléra (1).

Maintenant quelle est la cause générale qui favorise la production du poison, chez un grand nombre d'individus, dans un temps donné, et dans des lieux souvent fort circonscrits ? Si cette cause nous était connue, tout serait expliqué ; nous aurions, sur la marche et la propagation de l'épidémie, les données les plus précises. Malheureusement la science n'est pas assez avancée pour procurer cet heureux résultat. On connaît seulement toute l'influence de l'électricité sur les phénomènes chimiques et même sur les phénomènes vitaux : si donc on peut un jour obtenir la solution du problème, il est présumable qu'elle nous viendra de la science électro-chimique. Et

---

(1) Nous ne devons pas nous étonner de voir ainsi se former un agent de mort au-dedans de nous-mêmes, quand nous rendons chaque jour, avec les gaz intestinaux, un poison non moins redoutable : l'hydrogène sulfuré ; mais il ne s'en produit que des atomes, et l'odeur seule en dénote la présence. S'il faisait seulement la 1,800e partie des gaz auxquels il est mélangé, il pourrait nous foudroyer. C'est une expérience que j'ai vu faire bien souvent, aux cours de chimie, sur des oiseaux et sur d'autres animaux.

Dans l'échelle des êtres, il se présente une foule d'exemples de poisons ainsi produits normalement ou par anomalie, entraînés dans le torrent de la circulation ou secrétés et placés dans des réservoirs particuliers, donnant la mort aux animaux qui les engendrent ou à ceux chez lesquels ils sont inoculés. Le venin des serpens occasionne des accidens variables, suivant l'espèce du reptile de qui provient la morsure : je retrouve dans mes notes prises au cours d'herpétologie fait au Muséum d'histoire naturelle,

pourquoi n'aurions-nous pas cette espérance? Un vaste avenir s'ouvre pour nous; l'esprit humain marche d'un mouvement ascensionnel, et l'art de guérir, qui s'appuie sur les sciences, les suivra dans leur essor.

II. *Symptomatologie.*

Nous avons dit comment l'agent délétère prend naissance dans les liquides de l'économie; il faut maintenant retracer ses effets sur les cholériques et sur des animaux empoisonnés à dessein. Ce parallèle soutenu fera mieux ressortir l'analogie qui existe entre les uns et les autres. J'ai fait pour cela une série d'expériences dont je produis ici le résultat; j'ai placé, à la fin de cet écrit, comme autant de pièces justificatives, les plus concluantes de ces expériences, et de plus un certain nombre d'observations prises dans ma pratique et choisies parmi les cas

---

par M. Duméril, que la vipère ordinaire produit la jaunisse; la vipère galonnée, la gangrène; le crotale, une sorte de strangulation hydrophobique; le fer de lance, le coma; la vipère céraste, le tétanos; serait-il donc étonnant qu'un jour la chimie vînt à démontrer (rationnellement, si ce n'est matériellement) dans ces poisons une identité de composition avec la strychnine, la morphine, et par suite, des formations spontanées de nature analogue, dans le sang ou les humeurs des individus atteints du tétanos, de l'hydrophobie et d'autres maladies qui ne laissent après elles aucun indice de leur siège et de leur nature? Ces composés nuisibles ont d'ailleurs les mêmes élémens que le sang lui-même, hydrogène, carbone, oxigène, azote. Toute la différence consiste dans des proportions relatives. Ainsi, pour anéantir l'être vivant, il suffit d'une légère variation dans l'association des élémens qui le composent. On peut tirer de là un haut enseignement de philosophie et apprécier la vie à sa juste valeur.

nombreux de Choléra que j'ai vus tant à Paris qu'à Joinville (Haute-Marne), mon pays natal. C'est l'hydrocyanate d'ammoniaque dont je me suis servi pour donner à des chiens un Choléra-morbus artificiel. Je l'ai choisi parce que j'avais conçu la possibilité de sa formation : je ne connaissais pas encore la découverte de M. Vöhler.

1°. L'animal empoisonné paraît éprouver des étourdissemens; il chancèle, est bientôt pris de vomissemens et d'évacuations alvines. — Le cholérique ressent ordinairement des vertiges, qui durent plus ou moins longtemps, avant que la diarrhée se déclare. On a pu remarquer que les évacuations sont d'autant moins fréquentes que le collapsus est plus prononcé, que la marche de la maladie est plus rapide; il semble alors que le poison ne leur laisse pas le temps de s'établir. — C'est aussi ce qu'on observe chez les animaux, quand on leur a donné une dose trop forte ou trop concentrée. L'acide hydrocyanique de M. Gay-Lussac tue l'animal à l'instant même; celui de Schèele, qui est beaucoup plus étendu, permet les évacuations; et c'est ce qui empêche souvent la mort, parce que le poison qui vient du dehors est rejeté en grande partie. — Il y a moins de chances de salut chez les cholériques, puisque le poison se forme dans la profondeur des organes et qu'il n'en est que plus difficile à expulser. Quoi qu'il en soit, je considère les déjections comme des efforts conservateurs, mais bien souvent insuffisans et quelquefois même nuisibles; car s'ils tendent à entraîner le principe morbide avec son véhicule, ils privent le sang de sa sérosité, et augmentent ainsi la difficulté de la circulation (1).

____

(1) C'est pourquoi, dans le traitement de cette maladie, je me

2°. Dans l'empoisonnement et la maladie, la circulation se ralentit, parce que l'énergie des contractions du cœur est diminuée; le sang n'est plus lancé dans les artères : l'impulsion *à tergo* n'ayant plus lieu, il stagne dans les veines et produit dans toutes les parties cette coloration qu'on y observe. La diminution du mouvement du sang, et peut-être bien son mélange avec une substance aussi carbonnée que le cyanogène, altère tellement sa couleur, qu'il est parfois bien difficile de distinguer le sang artériel du sang veineux.

3°. On a regardé comme un symptôme caractéristique du Choléra, le refroidissement du corps et des extrémités. Il serait peut-être plus exact de dire que le ralentissement de la circulation et de la respiration enlève au corps sa chaleur propre, et lui laisse (dans une plus grande latitude) la faculté de se mettre en équilibre de température avec les corps environnans (2). C'est ce qu'on remarque chez les cholériques, dont les membres restent chauds quand on a la précaution de les entourer de corps chauds. L'animal de l'expérience n° 5 nous en a fourni un exemple.

4°. Les crampes douloureuses sont l'un des symptômes les plus constans de la maladie; et je ne les ai jamais vu manquer à la suite de l'empoisonnement. Quand la dose est forte et concentrée, l'animal pousse des cris aigus, probablement lorsque le système nerveux se trouve

---

suis attaché à modérer, par des astringens, les évacuations excessives; mais j'ai eu soin, en même-temps, d'employer les médicamens que j'ai cru les plus propres à décomposer le poison.

(2) Cette disposition est naturelle aux animaux dits à sang froid, et particulièrement aux reptiles, que Linnée caractérisait par cette expression : *animalia pulmonibus arbitrariis.*

envahi : les membres se roidissent, les muscles du larynx paraissent éprouver aussi des mouvemens convulsifs ; car, dans l'un et l'autre cas, la voix subit une altération notable.

5°. On observe chez le cholérique un affaissement subit des traits, une profonde excavation des orbites. L'animal maigrit à vue d'œil : en moins d'un quart-d'heure, on voit ses côtes se dessiner sous la peau. Quand un poison aussi actif s'est introduit dans l'économie, il importe qu'il ne soit pas disséminé, afin qu'il ne multiplie pas son contact et son action ;. aussi voyons-nous les mouvemens circulatoires diminuer, et quelquefois même devenir insensibles ; le tissu cellulaire se crisper (1), et loin d'admettre aucun fluide dans ses locules, rejeter ceux qu'il contient vers le tube intestinal, d'où ils sont exhalés comme une véritable sueur, sous forme de diarrhée séreuse.

6°. Les cholériques ont la figure, et quelquefois le corps entier, couverts d'une sueur visqueuse ; leurs pieds et leurs mains en sont comme macérés. Ce symptôme manque absolument chez les chiens empoisonnés ; ce qui se conçoit facilement ; car, ainsi que nous l'a dit M. Geöffroy de Saint-Hilaire, dans ses cours de mammalogie, tous les animaux du genre *canis* ont le derme trop dense pour être perméable à la transpiration. C'est seulement par la surface de leur langue que cette exhalation s'opère dans

---

(1) Le tissu cellulaire ne se contracte pas à la manière des muscles, mais il peut se resserrer sur lui-même pour expulser les liquides qu'il contient. Ce mouvement est même le seul qu'on remarque chez les animaux inférieurs, uniquement composés de ce tissu générateur.

l'état normal. Mon attention s'est donc portée sur la bouche de ces animaux : je l'ai trouvée recouverte d'une bave visqueuse, la langue était froide et bleuâtre.

7°. Enfin les résultats nécroscopiques sont encore les mêmes dans l'un et l'autre cas. Souvent après avoir résisté à la première impression de l'agent délétère, au moyen d'une réaction qui a limité ses effets nuisibles et produit, sur tel ou tel organe important à la vie, des congestions ou des inflammations, le cholérique finit par succomber ; et l'autopsie montre alors les traces de cette affection secondaire. Quand les évacuations ont été excessives, les cryptes muqueux sont tuméfiés, ou le paraissent, à cause de l'affaissement du tissu cellulaire qui les entoure ; et c'est ce qui donne à la membrane une apparence pustuleuse. Mais quand la mort est survenue précipitamment, on ne trouve pas la moindre inflammation ; seulement le sang, siége primitif de la maladie, est coagulé dans les vaisseaux ; il est noir et communique une teinte bleuâtre aux tissus dans lesquels il stagne. Chez les animaux, la mort étant arrivée promptement (deux ou trois heures au plus après l'empoisonnement), on n'a trouvé aucune lésion inflammatoire ; et le sang a présenté les caractères que je viens de dire (V. l'expérience n° 5). Examiné chimiquement (traité par la potasse, et ensuite par un sel de fer peroxidé), il ne donna aucune trace d'acide hydrocyanique. Que faut-il en conclure ? Que la quantité de poison nécessaire pour tuer un animal ou un cholérique est encore trop faible pour être démontrée par nos moyens chimiques, ou bien que le poison s'est décomposé pendant son action (1). — Ce

______

(1) L'acide hydrocyanique est décomposé par un courant électrique. Ce fait viendrait corroborer l'opinion de ceux qui admettent de l'identité entre le fluide électrique et le fluide nerveux.

résultat est négatif, j'en conviens ; et cependant il a bien
un côté positif, puisqu'il est certain que l'animal meurt
empoisonné. Quoi qu'il en soit, j'engagerai les personnes
qui seraient tentées de répéter mes expériences, à repren-
dre ces essais chimiques du sang des malades et des animaux, et même à les étendre aux autres liquides de l'é-
conomie (particulièrement au liquide cérébro-spinal),
ainsi qu'aux matières des déjections cholériques : peut-
être d'autres précautions que celles que nous avons prises, d'autres réactifs que ceux dont nous nous sommes
servis, donneraient-ils un résultat plus satisfaisant.

III. *Thérapeutique.*

Ayant admis une similitude de causes là où se rencontre une similitude d'effets, il était naturel d'appliquer
au Choléra le traitement usité contre l'empoisonnement.
C'est ce que j'ai fait avec un avantage qui, j'ose le dire,
ne le cède en rien à ceux obtenus par les meilleures mé-
thodes. Je me hâte d'ajouter que ce traitement, comme
tous ceux qui ont été adoptés jusqu'ici, n'a pas toujours
été suivi de succès ; mais ces revers n'infirmeront pas, je
l'espère, les idées que j'émets sur la cause de la maladie.
Il est, en effet, des circonstances fâcheuses, *extrà com-
munem aleam artis*, dans lesquelles l'art est absolument
impuissant. Par exemple, que le poison ait coagulé le
sang dans les vaisseaux au point d'opposer un obstacle
mécanique au rétablissement de la circulation, et rien
au monde ne pourra sauver le malade ; que les selles et
les vomissemens soient très-fréquens, ils entraîneront les
médicamens administrés : l'impulsion donnée du dedans
au dehors empêchera que rien ne pénètre du dehors au
dedans, et le malade restera comme livré à lui-même ;

que le tube intestinal présente cette inertie qu'on a souvent observée, et les médicamens n'auront aucun effet ;
ou bien si, pour atteindre le but, on a doublé la dose,
après la réaction, le médicament agira trop, et l'indication sera outre-passée. Enfin les congestions et les inflammations qui surviennent secondairement peuvent mettre
la vie en danger tout aussi bien que le feraient des inflammations primitives.

Les empoisonnemens par l'acide hydrocyanique et ses
congénères sont trop rares pour que le traitement qui s'y
rattache soit bien déterminé. On a recommandé les stimulans, et particulièrement l'infusion de café (1). Les
stimulans ont l'avantage de ranimer le système nerveux,
d'augmenter l'énergie du cœur, et de favoriser ainsi la
réaction : mais ils ne détruisent pas le poison, et c'est ce
qui importe le plus ; c'est aussi à quoi je me suis le plus
attaché. J'avais vu, dans des expériences dont le but était
différent du mien, faire respirer du chlore aux animaux
empoisonnés par l'acide hydrocyanique. Ce moyen n'a-
vait pas réussi, peut-être parce qu'on l'avait employé
trop tard, ou bien parce que la dose de chlore introduite
par la voie de la respiration était insuffisante : cependant je le trouvai rationnel ; car ce gaz, ayant beaucoup
d'affinité pour l'hydrogène, peut décomposer chimiquement l'acide hydrocyanique. En y réfléchissant, je vis
bientôt que cette décomposition n'avait pas lieu d'une
manière absolue, puisque le cyanogène reste entier ; et
je songeai alors à l'acide chlorique, qui, par son oxigène,
doit s'emparer en outre du carbone dont le cyanogène
est formé, de manière à ne plus laisser que l'azote.

---

(1) Voyez l'excellent ouvrage de M. Orfila.

2

$$\text{Ch.} \ldots \ldots = \text{Chlore.}$$
$$\overset{|}{\text{H.}} \ \widehat{\text{C. Az.}} \ldots = \text{Acide hydrocyanique.}$$

$$\text{O.} \underset{\times}{} \text{Ch.} \ldots = \text{Acide chlorique.}$$
$$\text{H.} \ \ \text{C.} \ \widehat{\text{Az.}} \ldots = \text{Acide hydrocyanique.}$$

Mais l'acide chlorique n'ayant jamais été administré comme médicament, il convenait, avant tout, d'essayer son action sur des animaux sains, puis sur des animaux empoisonnés. C'est ce que je fis, dans des expériences dont les principales sont consignées à la fin de cet écrit ; et avant de passer à son application sur les malades, j'eus la précaution de l'essayer sur moi-même, ainsi que j'avais fait pour le chlore dès le commencement de l'épidémie. Je n'avais à ma disposition que très-peu d'acide chlorique, et je ne pus déterminer la dose à laquelle il faut s'arrêter. Je suis certain de son innocuité à celle indiquée ci-après, et je crois qu'on pourrait aller au-delà ; mais il est cependant une limite qu'on ne devrait pas dépasser, attendu que ce composé, comme tous les oxacides, altérerait les tissus organiques proportionnellement à son degré de concentration. Le chlore dissous ne donnerait pas la même crainte ; car on sait que son action sur les tissus végétaux et animaux est toute superficielle, et que par conséquent, il ne produirait pas d'érosions sur la membrane muqueuse. On verra ci-après que des quantités considérables ont été données sans qu'il en soit résulté aucun accident (1) ; et j'avoue qu'à

---

(1) Dans le cas où le chlore occasionnerait des accidens analogues à ceux qui accompagnent l'administration de l'iode, l'ammoniaque se trouverait naturellement indiquée pour les combattre.

présent, convaincu de la nécessité de neutraliser exactement le poison (V. expérience n° 2), je n'hésiterais pas, dans une circonstance urgente, à augmenter encore la dose.

Je dois ici répondre d'avance à une objection qu'on ne manquera pas de faire relativement à l'emploi du chlore contre le Choléra : « Au commencement de l'épidémie, » dira-t-on, les chlorures ont été employés avec profu- » sion ; et cependant on en a bientôt abandonné l'usage, » car on a vu que leur vertu préservative était illusoire. » Comment donc le chlore pourra-t-il guérir une mala- » die qu'il n'a pu prévenir ? » Il faut d'abord remarquer que l'usage du chlore en expansion avait pour but de détruire dans l'air des miasmes qu'on y supposait (1). S'ils s'y trouvaient réellement, ces fumigations suffiraient pour remplir l'indication hygiénique. Mais il s'agit d'aller neutraliser le poison dans la profondeur des organes ; il faut donc opérer avec une quantité de chlore supérieure à celle qu'on répand dans l'air et dont une petite portion seulement est absorbée dans l'acte de la respiration, à cause de la vive sensation que produit ce gaz sur les voies aériennes (V. l'observation n° 4). On conçoit ainsi comment le poison peut se former à l'intérieur, tandis que l'antidote borne son action à la périphérie, ou ne pénètre qu'en trop faible quantité. L'expérience n° 2 et l'observation n° 7 prouvent que les accidens ne cessent que

---

(1) Si l'air était infecté, la maladie se propagerait bien plus promptement qu'elle ne le fait. On a vu, dans notre pays, un village envahi six semaines après la ville, dont il n'est distant que d'une lieue. Les communications étaient restées parfaitement libres et très-fréquentes.

quand la dose du médicament introduit est suffisante pour neutraliser exactement le poison.

Dès le commencement du mois d'avril, j'ai donné le chlore à la dose de 40 à 60 gouttes dans une potion stimulante, et à celle de 60 à 80 gouttes dans un demi-lavement fait avec la décoction de racine de bistorte, quand les évacuations étaient excessives. Des expériences tentées sur les animaux, m'ont ensuite engagé à augmenter cette dose, mais seulement dans les lavemens (j'ai réservé l'estomac pour l'administration de l'acide chlorique); et les derniers malades que j'eus à traiter ont pris deux gros de chlore liquide au maximum de saturation (1), étendu dans huit onces d'eau froide pour un demi-lavement qu'on réitérait toutes les deux ou trois heures. Je faisais ce mélange dans l'eau froide, car la chaleur aurait dégagé le gaz ; d'ailleurs il m'a semblé que les malades gardaient mieux les lavemens froids. J'indiquais, aux assistans les plus intelligens, la précaution de soustraire le médicament au contact de la lumière solaire, qui l'aurait à l'instant converti en acide hydrochlorique ; et pour la même raison, je crois qu'il vaudrait mieux éviter, autant que possible, tout mélange avec des décoctions végétales. C'est ainsi qu'ont été traités les malades qui font le sujet des observations n°s 10 et 11.

J'ai donné, avec les mêmes précautions, l'acide chlorique à la dose de 30 à 50 gouttes dans six onces d'eau froide (et quelquefois glacée, quand les vomissemens

---

(1) On sait que sous la pression atmosphérique ordinaire, et à une température moyenne, l'eau dissout environ deux fois son volume de chlore gazeux.

étaient opiniâtres), à prendre par cuillerée, toutes les cinq minutes. C'est l'acide chlorique de M. Sérullas dont je me suis servi.

A ces moyens intérieurs, j'en ai associé d'extérieurs, tels que les synapismes et les vésicatoires aux membres, les ventouses sur l'abdomen, et souvent même les moxas sur les régions épigastrique et précordiale. J'ai quelquefois réussi à calmer les crampes au moyen d'une ligature circulaire que je faisais serrer, au moment même, avec le garrot.

Telle est la méthode que j'ai adoptée. Si parfois des difficultés inhérentes à la maladie ont rendu ce traitement inutile, j'ai l'intime conviction qu'il a sauvé la vie à des cholériques si gravement atteints, qu'ils étaient nécessairement voués à la mort si l'art ne fût venu promptement à leur secours. Enfin, le Choléra se passera, je l'espère ; car il est sans doute l'un de ces fléaux qui, dans l'histoire, n'apparaissent qu'à de longs intervalles ; mais le traitement que je viens de décrire restera applicable à tous les cas d'empoisonnement par l'acide hydrocyanique et ses congénères.

IV. *Expériences et Observations.*

Avant l'apparition du Choléra, j'avais eu déjà plusieurs fois l'occasion de voir empoisonner des animaux par l'acide hydrocyanique. En 1826, M. Larrey, mon ancien professeur, m'avait permis d'assister à des expériences qu'il faisait pour constater les effets de divers poisons. Je l'avais entendu discuter les accidens qui en résultent, avec le rare talent et la haute sagacité qui le caractérisent. L'année dernière, j'avais revu les mêmes expériences aux savantes leçons que M. Magendie donne au Collége de France. Je reconnus les principaux de ces accidens toxiques parmi les symptômes du Choléra : je conçus d'abord comment le poison naît spontanément; mais comme, dans mon raisonnement, il ne pouvait exister que par l'intermédiaire d'un alcali, il me tardait d'expérimenter sur des animaux avec l'hydrocyanate d'ammoniaque. A Paris, je n'en avais jamais eu le temps; cela me fut possible à Joinville, où je me rendis (le 20 juin) à l'occasion du Choléra qui venait d'y éclater (1). Là, malgré de très-nombreuses occupations, je pus encore faire des expériences que j'aurais desiré varier davantage : par exemple, j'aurais voulu injecter le poison, convenablement étendu, dans les veines de l'animal, afin de mieux imiter la marche et les effets de la maladie ; puis j'aurais administré le médicament par la même voie, après l'avoir essayé seul sur d'autres animaux, pour constater préalablement son mode d'action particulier; mais il me fut impossible de me procurer les instrumens nécessaires. A mon retour à Paris, M. de Blainville, dont j'ai long-temps suivi les cours, voulut bien prendre connaissance de ma théorie du Choléra : il eut l'extrême obligeance de m'adresser à M. Chevreul; et c'est à ce savant chimiste que je dois l'avantage de connaître la découverte de M. Vöhler. Je cède au besoin de témoigner ici ma profonde gratitude à ceux qui, depuis long-temps,

---

(1) Le Choléra s'est montré à Joinville exactement sous la même physionomie qu'il eut à Paris; mêmes symptômes, mêmes accidens, mêmes phases; seulement une affection vermineuse concomitante se remarqua chez la plupart des malades : ils rendaient des ascarides lombricoïdes.

m'ont aidé de leurs leçons, de leurs conseils ou de leurs écrits. Si j'obtiens quelques succès dans le cours d'une vie que je consacre à l'étude pour la rendre utile aux hommes, je n'oublierai jamais l'excellence de leurs préceptes, ni la bienveillance avec laquelle ils m'ont ouvert le sanctuaire des sciences.

Expériences. I. On a fait avaler à un petit chien, dix gouttes d'hydrocyanate d'ammoniaque, étendues dans une cuillerée d'eau distillée. Cinq minutes après, l'animal chancelle, il éprouve trois ou quatre évacuations et vomissemens de matières blanches écumeuses, il tombe sur le flanc, est pris de crampes dans les pattes; le pouls diminue graduellement et devient presque insensible à l'artère crurale. L'animal, qui avait de l'embonpoint, maigrit sur-le-champ; ses côtes se dessinent à travers la peau. On lui fait prendre quarante gouttes de chlore liquide dans deux ou trois cuillerées d'eau; les accidens se dissipent promptement, et quelques heures après, le chien mange d'un bon appétit.

II. Le lendemain, je donne au même chien vingt gouttes d'hydrocyanate d'ammoniaque : il éprouve les mêmes accidens, mais à un degré beaucoup plus prononcé; dix gouttes d'acide chlorique lui sont administrées dans une cuillerée d'eau distillée; les accidens diminuent seulement, mais ils persistent avec une intensité qu'on pourrait estimer égale à celle de la veille; dix autres gouttes d'acide chlorique les font entièrement disparaître, et les choses se passent comme si le poison avait été exactement neutralisé.

III. Vingt gouttes de poison et autant d'acide chlorique, donnés ensemble dans une cuillerée d'eau, à un \chien de moyenne taille, ne produisent pas plus d'effet que s'il avoit bu de l'eau pure.

IV. Sur un autre chien, vingt gouttes d'hydrocyanate d'ammoniaque produisent les effets ordinaires : vomissemens, crampes, altération de la voix très-marquée dans les cris que pousse l'animal, amaigrissement subit, pouls insensible, œil terne, bouche couverte d'une bave visqueuse, langue froide et violette. Le danger est imminent: nous introduisons, dans la bouche, 15 gouttes d'acide chlorique; mais la déglutition s'en fait mal; alors on donne en lavement environ 80 gouttes de chlore dans six cuillerées d'eau : le pouls se ranime, les accidens disparaissent graduellement; et, le lendemain, l'animal était rétabli.

V. Pour reconnaître, jusque sur le cadavre, l'analogie qui existe entre le Choléra et l'empoisonnement, nous n'avions qu'à laisser mourir l'animal sans lui porter de secours. Le poison lui fut administré de la même manière; mais les évacuations, qui survinrent presque aussitôt, en entraînèrent une grande partie. Pour agir plus sûrement, nous en fîmes couler quelques gouttes dans la cavité du péritoine, par une ouverture faite aux parois abdominales. Les phénomènes se manifestèrent promptement : ils furent portés à une intensité vraiment effrayante; le chien poussait des cris d'une voix presque étouffée, ses pattes se roidissaient par l'effet de crampes douloureuses, les mâchoires elles-mêmes étaient agitées de violentes convulsions; enfin, après trois heures d'une agonie affreuse, il expira. Nous avons remarqué cette seule différence avec ce qui s'est passé dans les autres expériences, que le pouls s'est assez bien maintenu jusqu'aux approches de la mort : c'est une anomalie que j'ai quelquefois aussi observée chez les cholériques. Le cadavre était très-chaud, car la température extérieure était de 26 degrés, et l'animal était mort en plein soleil, dans l'allée d'un jardin. L'examen nécroscopique fut fait immédiatement. Nous trouvâmes le tube intestinal dans un état parfaitement sain ; la membrane muqueuse avait sa teinte et sa consistance naturelles ; la tunique péritonéale n'offrait aucune altéraration : il en était de même de tous les viscères abdominaux. Les poumons avaient leur couleur normale, et n'étaient pas engorgés. Les cavités du cœur étaient vides (1); toutes les veines, au contraire, étaient remplies d'un sang noir, coagulé comme de la gelée de groseilles, à tel point qu'ayant ouvert la veine jugulaire, nous fûmes obligés de la presser pour en extraire ce sang, qui fut essayé sur-le-champ ; mais il nous fut impossible d'y retrouver le poison. Enfin les muscles étaient d'une couleur bleue très-prononcée, et la peau elle-même présentait, à sa surface intérieure, des traces non équivoques de cyanose.

---

(1) Je voulus m'assurer si elles ne contiendraient pas des gaz ; et pour cela je les ouvris sous de l'eau dont j'avais rempli la poitrine ; je vis effectivement sortir quelques bulles que je pus même recueillir sous un verre renversé, mais n'ayant pas d'eudiomètre à notre disposition, nous ne pûmes en faire l'analyse; et d'ailleurs nous n'en avions qu'une trop petite quantité. Si c'est un phénomène constant de l'empoisonnement, on pourrait opérer sur des chevaux, afin d'obtenir assez de gaz pour pouvoir l'examiner. Puis il faudrait employer ce moyen d'exploration dans les autopsies du corps humain ; car la présence d'un gaz délétère dans la profondeur des organes, expliquerait l'issue promptement funeste de certaines maladies dont la cause est encore inconnue.

VI. Voulant déterminer la dose à laquelle il convenait d'employer l'acide chlorique, nous en donnâmes, à un chien, quinze gouttes dans un demi-verre d'eau; la saveur de ce mélange était fort acide ; l'animal n'en fut pas incommodé. Le soir, nous lui fîmes prendre vingt gouttes du même acide (celui de M. Sérullas) dans une cuillerée d'eau; il n'en résulta aucun accident. Je n'ai pas poussé l'expérience plus loin, parce que je ne possédais qu'une petite quantité de ce médicament, que je voulais administrer aux malades.

Observations. 1. Le sieur R***, fabricant de peignes, rue Saint-Martin, n° 31, me fait appeler, le 6 avril; il présente les symptômes suivans : vomissemens et selles liquides blanches, floconneuses, très-abondantes ; urines supprimées, crampes, anxiétés très-vives, orbites noires et excavées, pouls lent et déprimé; extrémités froides et violacées ; épiderme des mains ridé et comme macéré.
Prescription : Eau distillée de tilleul et de fleurs d'oranger, de chaque deux onces; thériaque, un demi-gros; si-rop de cachou, deux onces; chlore liquide au maximum de saturation (1), cinquante gouttes : pour une potion à prendre par cuillerée tous les quarts-d'heure. Racine de bistorte, deux gros; eau, huit onces. Faire bouillir, puis ajouter dans la décoction refroidie : chlore liquide, quarante gouttes; à prendre en lavement toutes les quatre heures. Le lendemain, la réaction était complète, et le malade en voie de guérison.

---

(1) J'ai toujours eu soin de spécifier, sur mes prescriptions, qu'il s'agissait du chlore liquide, et non pas du chlorure de soude, qu'on ne pourrait pas donner à des doses aussi élevées.

2. La dame V*** est frappée, le 8 avril, d'un Choléra dont les symptômes sont encore plus prononcés; elle est, en outre, fort effrayée du nombre considérable de personnes atteintes et décédées dans sa maison, impasse Bertault. Prescription : Eau distillée de tilleul et de menthe, de chaque deux onces; laudanum, un scrupule; chlore liquide, cinquante gouttes; sirop de guimauve, deux onces. Demi-lavemens amilacés, avec trente gouttes de chlore. Le lendemain, les accidens avaient cessé; et, le 12 avril, la guérison était achevée.

3. La petite B***, rue Saint-Bon, n° 5, et le sieur C***, porteur d'eau, tombés malades le 7 et le 12 d'avril, furent traités par les mêmes moyens et avec le même succès.

4. La mère de l'enfant que je viens de citer, atteinte le 13 avril, présenta tous les symptômes du Choléra portés au plus haut degré : la cyanose est très-prononcée, le pouls entièrement nul à l'artère radiale, et même à la brachiale; les battemens du cœur sont faibles et confus; l'ensemble des traits est prodigieusement altéré, la voix est presque éteinte, l'affaisement du système musculaire est tel que le moindre mouvement occasionne une syncope.—Potion stimulante avec soixante gouttes de chlore, lavemens de même nature; on présente de temps en temps un flacon de chlore à respirer; synapismes aux quatre membres, vésicatoires aux cuisses. Pendant vingt-quatre heures, le pouls resta nul, et la malade courut le plus grand danger. Enfin la persistance dans le même traitement amena un mieux sensible. Je fus obligé de suspendre l'inspiration du chlore, parce que la malade rendit quelques crachats sanguinolens, qui cependant ne furent pas suivis de bronchite, comme j'aurais

pu le craindre. Je suis d'ailleurs persuadé que de toutes les surfaces du corps, celle du poumon est la moins convenable pour l'administration du chlore, à cause de la vive impression de ce gaz sur les voies aériennes. Le collapsus prolongé dans lequel se trouva la malade, me fit choisir pour véhicule du chlore que je lui donnais intérieurement, le punch de M. Magendie, qu'elle prenait ainsi alternativement avec la potion. La guérison était assurée le 24 avril.

5. Dans la maison que j'habite, une jeune fille, exerçant la profession de blanchisseuse, fut attaquée le 25 avril, et traitée par les mêmes moyens. Le mieux survint assez promptement; mais les vomissemens nerveux continuèrent, en diminuant toutefois graduellement, pendant quatre ou cinq jours. La convalescence offrit cette particularité, que tout l'épiderme, les poils et les ongles se détachèrent. J'ai remarqué ce même phénomène chez trois ou quatre autres personnes ; et dans la grande édition de l'*Histoire de France* de Mézerai, on lit, au règne de François Ier (1532), la relation d'une épidémie fort meurtrière, désignée sous le nom de *trousse-galant*, qui occasionnait aussi la chute des poils et des ongles chez les convalescens. Je n'ai pas pu remonter à la source où Mézerai lui-même avait puisé; j'aurais voulu vérifier si cette maladie était de même nature que la nôtre, et cela pour rassurer les personnes qui craignent que le fléau ne vienne à s'acclimater chez nous ; j'aurais pu leur dire alors, que si le Choléra s'est entièrement passé dans notre pays après l'avoir ravagé au 16e siècle, il n'y a pas de raison pour qu'il y reste de nos jours.

6. La dame L***, boulangère, demeurant à la Gla-

cière, n° 22, fut prise, le 27 mai, d'un Choléra assez peu intense, mais cependant bien caractérisé, et dont elle guérit facilement. Je ne cite cette observation que pour avoir l'occasion de faire une remarque et de prévenir une objection. La malade avait continué d'allaiter un enfant d'un an pendant les deux premiers jours; et le 11 juin, époque de ma dernière visite, la santé de cet enfant n'avait subi aucune atteinte (1). Or, on peut se demander: Si les humeurs de la nourrice sont infectées, pourquoi son lait ne communique-t-il pas à l'enfant les accidens de l'empoisonnement? Les considérations suivantes servent de réponse : 1° le lait ne tire pas directement son origine du sang, qui paraît être le siége primitif de la maladie; 2° on ne retrouve plus le poison dans le sang, ce qui permet de croire que ce sang lui-même pourrait être impunément ingéré dans l'estomac d'un autre individu; 3° enfin, on sait que des poisons très-énergiques n'ont aucune action quand ils sont mis en contact avec les membranes muqueuses. Fontana l'a expérimenté sur le venin de la vipère; et les sauvages mangent sans crainte la chair des animaux qu'ils ont tués avec leurs flèches empoisonnées.

7. La femme M*** (40 ans), atteinte à Joinville, le 23 juin, offre les signes du Choléra le plus intense : déjections blanches et floconneuses, excavations des orbites, cyanose, crampes, aphonie. On lui donne le chlore en potion et en lavemens, les accidens dimi-

---

(1) J'ai appris qu'il avait eu plus tard toute la série des accidens cholériques ; il fut traité et guéri, pendant mon absence, par l'un de mes confrères, qui avait aussi donné des soins à la mère.

nuent ; on le cesse, ils reviennent avec force, mais une nouvelle administration du remède les éloigne sans retour.

8. M. C*** B*** (45 ans) tombe malade le 1er juillet ; malgré sa complexion, qui est très-robuste, la prostration est telle qu'on est obligé de combiner le chlore avec les stimulans les plus énergiques : on le donne en lavement, en potion, dans de la tisane de menthe, dans du punch ; la réaction fut complète et la guérison ne se fit pas attendre.

9. M. P*** (44 ans), officier de la garnison, et son épouse, furent atteints, l'un le 27 juin, l'autre le 3 juillet : les accidens sont portés au summum d'intensité. Pour vaincre l'opiniâtreté des vomissemens, on donna le laudanum dans une potion chlorée ; on appliqua des ventouses sur l'épigastre et des synapismes aux membres. Chez la dame, le dévoiement séreux fut si excessif, qu'il traversa le lit et le plancher. Il fallut recourir aux lavemens de ratanhia chlorés. Ces deux malades ont eu une convalescence prompte et rapide.

10. M. L***, ancien tanneur (60 ans), est pris, le 13 juillet, d'un Choléra dont la violence ne le cède en rien à ceux des observations précédentes. Prescription : trente gouttes d'acide chlorique dans un demi-litre d'eau glacée, à prendre à la dose de deux ou trois cuillerées tous les quarts-d'heure ; six gros de chlore liquide, dans vingt-quatre onces d'eau froide, pour trois lavemens pris à deux heures d'intervalle. Douze gros de chlore furent donnés de la sorte ; on n'eut pas besoin de recourir à d'autres moyens pour assurer la guérison. Le sixième jour, le malade fut en état de sortir du lit et de faire une petite promenade. Il faisait alors très-chaud.

11. Le sieur J.-B. C***, laboureur (25 ans), atta-
qué très-violemment aussi, le 20 juillet, prit le chlore et
l'acide chlorique aux mêmes doses, de la même manière
et avec le même succès. Le 23 juillet, jour de mon dé-
part de Joinville, il était hors de danger.

Ici finit la tâche que je m'étais imposée ; et comme je
n'ai eu d'autre but que l'accomplissement d'un devoir,
je me présente dégagé de toute considération d'intérêt
personnel. J'ai donné l'étiologie du Choléra telle que je la
conçois ; j'ai tâché d'aborder franchement les difficultés
de mon sujet : si ma méthode de traitement est venue
échouer devant des circonstances que j'ai cherché à déterminer, je n'ai pas plus dissimulé ses revers que je n'ai
exagéré ses succès, les uns et les autres m'ayant confirmé
dans mon opinion consciencieuse. Je sollicite, enfin, la
bienveillante indulgence des Lecteurs pour cet Opuscule,
à la rédaction duquel ont présidé du moins la bonne foi
et le desir d'être utile à la science et à l'humanité.

FIN.

www.ingramcontent.com/pod-product-compliance
Ingram Content Group UK Ltd.
Pitfield, Milton Keynes, MK11 3LW, UK
UKHW021159140726
13695UKWH00005B/2233